AF355830

# ÎLES SAINT-PIERRE ET MIQUELON

# LE ROUGE DE LA MORUE,

## SES CAUSES ET LES MOYENS DE LES PRÉVENIR

### Par le Dʳ A. CALMETTE,

médecin de 1ʳᵉ classe des colonies,

directeur de l'Institut bactériologique de Saïgon.

SAINT-PIERRE.

Imprimerie du Gouvernement.

1892.

Ayant appris que M. le docteur Calmette avait fait des
recherches expérimentales sur le rouge de la morue pendant
son séjour à St-Pierre, le Gouverneur s'est mis en relations
avec cet officier distingué du corps de santé des Colonies,
pour le prier de lui communiquer le résultat de ce travail.

M. Calmette ayant consenti à résumer ses recherches dans
une note qu'il lui a adressée, le Chef de la colonie est heu-
reux de pouvoir donner aux armateurs communication de
cette étude, qui peut leur être très utile pour la conservation
de leurs produits de pêche.

# Le rouge de la morue,

SES CAUSES ET LES MOYENS DE LE PRÉVENIR.

Malgré l'abondance des travaux qui ont paru en France depuis 1885 sur la question du rouge de morue, les armateurs continuent à subir chaque année des pertes considérables par le fait de cette altération, dont la cause est difficile à saisir.

J'avais mis à profit deux années de séjour dans notre colonie de St-Pierre (1888-1890) pour tâcher de la saisir et pour étudier sur place les conditions dans lesquelles elle apparaît. De retour en France, j'avais commencé, sur ce sujet, à l'Institut Pasteur, sous la direction de maîtres éclairés, toute une série de recherches expérimentales que j'ai dû interrompre par suite de mon départ pour l'Extrême-Orient.

Je souhaitais beaucoup trouver une solution pratique à ce problème et je regrette que les circonstances ne m'aient pas permis de continuer, même de loin, à travailler pour la prospérité d'une population à laquelle j'ai conservé un vif désir d'être utile.

M. le Gouverneur Feillet qui éprouve ce même désir à un très haut degré, veut bien me demander mon avis sur les moyens à employer, en l'état actuel de nos connaissances, pour combattre le rouge. C'est donc mon opinion toute personnelle que j'exprime ici: elle résulte des nombreux documents que j'ai recueillis sur place et des tentatives d'expérimentation que j'avais commencées.

La maladie du rouge ne frappe jamais les morues que les petits pêcheurs font sécher sur la grave presque aussitôt après les avoir salées. On l'observe exclusivement dans les magasins où le poisson est entassé *au vert* ou dans les cales des navires qui le transportent *à l'état vert* en France. Depuis une douzaine d'années seulement sa fréquence est devenue extrême; autrefois elle existait, mais à l'état de petites épidémies isolées et n'occasionnait presque aucune perte aux armateurs. Il semble que l'époque à laquelle elle a commencé à s'étendre correspond exactement à celle où les sels de Cadix et de Lisbonne sont devenus d'un usage courant dans la colonie pour le salage du poisson.

Le rouge se montre plus particulièrement lorsqu'il fait un temps chaud et humide. Les morues situées à la surface ou sur les côtés des tas sont les premières atteintes, parce que l'organisme qui cause cette altération exige, pour se développer, le contact de l'air. Plus tard, il envahit de proche en proche les morues sous-jacentes et se multiplie de préférence le long de l'arête médiane dans les points où le sel s'est accumulé. Le microbe qui produit le rouge ne semble pas encore très exactement déterminé malgré le grand nombre des auteurs qui se sont occupés de son étude. Je passe sous silence l'énumération de tous les noms qu'on lui a déjà donnés: peu nous importe, au point de vue pratique qui nous occupe, que ce soit un microbe en forme de point ou un bacille. Appelons-le tout simplement le microbe du rouge de morue, cette dénomination suffira à nos besoins.

Le dernier travail qui a paru à son sujet, celui de M. Le Dantec (Annales de l'Institut Pasteur, oct. 1891) a été poursuivi par ce médecin après mon départ de France, à l'aide de morues rouges que j'avais rapportées de St-Pierre. Malheureusement l'auteur n'a pas pu se rendre, sur les lieux, des conditions dans lesquelles se produit le rouge, et il méconnait le rôle du sel, sans édifier aucune preuve à l'appui de son opinion.

Je me suis procuré, grâce à l'obligeance des consuls de France à Cadix et à Lisbonne, plusieurs échantillons authentiques du sel de ces deux ports, et, par l'ensemencement sur des milieux nutritifs artificiels, j'en ai isolé plusieurs espèces de germes développant une coloration identique à celle des morues rouges.

A Saint-Pierre, en 1890, j'avais fait la même expérience avec des sels d'origines très diverses et j'avais obtenu des cultures de microbes rouges avec du sel de Lisbonne pris dans l'approvisionnement de la maison Demalvillain, et avec trois sels de Cadix, l'un provenant de la maison Demalvillain, et les deux autres de la maison Lecharpentier de l'Ile-aux-Chiens. Ces deux derniers avaient été apportés par des navires différents (la *Manche* 1888 et l'*Hélène* 1889).

Me plaçant exactement dans les mêmes conditions expérimentales, j'ai répété mes essais de culture avec deux types de sel de St-Martin de Ré, l'un brut, apporté en 1887 par l'*Hélène*, et utilisé par les petits pêcheurs de l'Ile-aux-Chiens, l'autre moins terreux, apporté par la *Vedette* en 1888.

Aucun d'eux ne put donner naissance à des germes de rouge, et cependant le second avait séjourné pendant dix mois dans une cabane de l'Ile-aux-Chiens.

Trois autres échantillons de sels provenant de Liverpool (importé par M. Minier), de Port de Bouc et de Trappani (Sicile) importés par les Sécheries de Bouc, m'ont fourni le même résultat négatif.

Je ne pense pas que ces faits, étudiés par moi avec beaucoup de soin, autorisent à affirmer l'absence complète des microbes du rouge dans les sels où je ne les ai pas rencontrés, mais on ne peut nier, dans tous les cas, qu'ils existent en grande quantité dans les sels d'Espagne et de Portugal. Du reste, plusieurs armateurs de Saint-Pierre ont fait cette observation, et beaucoup de pêcheurs américains ou canadiens ont renoncé aux sels de cette provenance, depuis quelques années, à cause des pertes que leur occasionnait le rouge. Actuellement ils emploient de préférence les sels anglais, comme les pêcheurs de l'île de Terre-Neuve, et leur morue ne rougit plus.

A mon avis, il semble donc évident que les germes du rouge proviennent du sel, mais, — je me hâte de faire cette remarque, — des morues empilées au vert en magasin, après avoir été salées avec du sel anglais par exemple, peuvent parfaitement contracter la maladie du rouge, s'il existe, à côté d'elles, des morues déjà rouges. ou si le magasin, sans avoir été désinfecté à fond, en a contenu antérieurement. Toutes les maladies produites par l'envahissement de microbes sont éminemment contagieuses, soit par le contact direct d'un organisme déjà atteint, soit par l'air qui se charge de disséminer leur semence. Le rouge de morue n'échappe pas à cette loi, et mon regretté camarade le D<sup>r</sup> Randon, ancien médecin-major de la *Clorinde*, a eu le grand tort de la méconnaître lorsqu'il a institué son expérience, en 1889, dans les magasins de la Sécherie de Bouc, avec l'idée préconçue d'exclure le rôle du sel comme agent propagateur du rouge :

Il a disposé côte à côte trois tas de morue, l'un salé avec du sel ordinaire, un autre avec du sel gemme et le dernier avec du sel dépouillé de tout microbe par un chauffage à 350° dans un four de boulangerie. Au bout de quatre mois, les trois tas avaient rougi, et Randon en concluait que, dès lors, les germes de la maladie avaient dû être charriés par l'air. Ce raisonnement peut être vrai, mais je sais, pour avoir assisté à la préparation de cette expérience, qu'on n'avait même pas songé à isoler les trois tas de morue de manière à empêcher toute contagion directe, — et qu'on n'avait pas songé non plus à désinfecter le magasin où, chaque année, une bonne part de la morue qu'il renfermait était atteinte du rouge.

La conclusion tirée de cette épreuve par Randon et reproduite par Le Dantec n'a donc aucune valeur et doit être rejetée. Du reste, sans parler des faits contraires que j'ai personnellement recueillis, elle va à l'encontre de l'opinion de tous les anciens pêcheurs et de celle de Farlow qui, le premier en Amérique, a fait des recherches scientifiques sur le rouge, et attribue aussi sa production à l'emploi du sel de Cadix.

On peut se demander maintenant pourquoi toutes les morues salées avec des sels d'Espagne ne rougissent pas? Certainement elles présentent toutes une *grande aptitude à contracter le rouge*, elles sont prédisposées à la maladie puisqu'elles en portent la semence; mais celle-ci, pour éclore, a besoin de certaines conditions de milieu qui ne se présentent pas constamment. Elle exige une température chaude et humide, une atmosphère tranquille, avec peu ou pas de lumière; il faut, de plus, que les morues soient fortement imprégnées de sel: les morues peu salées, dites *douces de sel*, ne rougissent pas, mais, en revanche, elles se putréfient plus facilement. On ne doit donc pas s'étonner de ce que, à certaines époques, le rouge envahit la plupart des tas de morue en magasin, alors que, en d'autres saisons, la maladie ne se montre plus qu'exceptionnellement dans les mêmes locaux.

---

En 1884 plusieurs cas d'empoisonnement par l'usage de la morue altérée ont été signalés à Lorient par M. le Directeur du service de santé Berenger-Féraud. D'autres faits semblables avaient déjà été relevés à Alger par le docteur Bertherand, à Marseille par M. Heckel, et dans l'escadre d'évolutions en 1880. On ne s'était pas bien rendu compte, à cette époque, si les accidents avaient apparu par suite de l'ingestion de morues en voie de putréfaction, ou simplement de morues rouges. Néanmoins, sur l'avis du Conseil supérieur d'hygiène, le 31 décembre 1885, le Ministre du Commerce rendit une ordonnance prohibant la vente de la morue rouge sur le territoire français. Cette interdiction entraînait pour les pêcheries et les marchands de morue un dommage se chiffrant au minimum par une perte de 20 millions de francs, c'est-à-dire environ un tiers de la somme que représente l'importation annuelle de la morue en France. En présence de cette situation, tous les armateurs protestèrent et obtinrent que l'ordonnance d'interdiction fût rapportée. Ils appuyaient avec raison leurs doléances sur ce que les morues rouges sont consommées depuis bien des années par les classes pauvres de la population en France, et aux Antilles ou à la Réunion par les nègres, sans avoir jamais provoqué d'accidents.

Depuis 1886, beaucoup d'expériences ont été tentées sur les animaux dans le but de vérifier le bien-fondé de cette affirmation. Les docteurs Mauriac et Layet à Bordeaux, M. Heckel à Marseille, ont fait ingérer à des chiens des quantités énormes de morue rouge sans développer le moindre signe d'empoisonnement. Il est vrai que le chien se prête mal à cette épreuve, car son intestin est peu sensible même aux viandes les plus putréfiées.

A Saint-Pierre, j'ai entrepris sur des lapins et sur des cochons d'Inde, toute une série d'expériences dans le but d'étudier le degré de toxicité du rouge. J'ai fait ingérer aux uns de véritables pâtées de rouge, en choisissant sur les morues les points les plus manifestement colorés. J'ai injecté aux autres, dans le ventre, jusqu'à 5 centimètres cubes de cultures pures, en bouillon, de toutes les variétés de microbes rouges que je cultivais et qui provenaient, les unes de morues malades, les autres des sels d'Espagne. Jamais un seul de nos animaux n'a succombé et n'a même été indisposé à la suite de ces opérations.

Je ne pense donc pas qu'il faille rendre les morues rouges responsables des accidents d'empoisonnement qui ont été observés quelquefois chez l'homme : il s'agissait certainement alors de poissons plus ou moins putréfiés, et le poisson pourri, comme la viande gâtée, sont très souvent toxiques.

Si le rouge fait subir aux morues importées une dépréciation commerciale considérable, ce doit donc être un peu parce que l'opinion publique s'est émue à tort, et beaucoup parce que le consommateur préfère acheter des morues très blanches et de chair ferme.

C'est même cette préférence de l'acheteur qui oblige l'armateur à se servir des sels d'Espagne qui donnent à la morue plus de blancheur et de fermeté lorsqu'ils ne la rougissent pas. On tourne ainsi dans un cercle vicieux : « A St-Pierre, les sels d'Espagne doivent être utilisés de « préférence, parce que le marché de Bordeaux exige « des morues blanches et compactes, — mais, d'autre « part, ils font perdre à l'armateur près d'un tiers des « bénéfices qu'il devrait encaisser, parce que les morues « rougissent très souvent par suite de son emploi. »

On a proposé divers moyens pour détruire le rouge sur les morues déjà atteintes ou pour l'empêcher de se développer sur celles qui sont saines, mais tous sont trop coûteux et ils offrent en même temps des dangers réels pour la santé du consommateur, alors que l'ingestion de la morue rouge n'en présente aucun.

Les procédés que l'on a préconisés surtout sont :

1° Le badigeonnage des morues avec une solution de chlorobenzoate de soude ou de chlorocinnamate de soude à 18 p. 100 ;

2° Les lavavages à l'hyposulfite de soude ou au sulfobenzoate de soude en solution à 15 gr. pour 100 d'eau. Ce dernier procédé donne les meilleurs résultats : c'est celui que mon collègue Randon a voulu faire appliquer à St-Pierre, sur une petite échelle, en 1889 aux Sécheries de Bouc. Malheureusement, en pratique, le système n'est pas utilisable à cause de son prix de revient qui absorberait presque totalement la valeur de la prime de pêche.

Le sulfobenzoate de soude coûte, dans le commerce, environ 12 francs le kilog, et, avec cette quantité, on peut préparer sept litres et demi de solution servant à badigeonner tout au plus deux quintaux de poisson : c'est donc une dépense de 6 fr. par quintal pour la matière première seule, sans compter le prix du fret de celle-ci et la main-d'œuvre.

D'autres substances chimiques ont été essayées, mais elles sont toutes justiciables des mêmes critiques. Il faut rejeter surtout les poudres américaines soi-disant destinées à préserver les morues du rouge. Quelques-unes d'entre elles sont efficaces, mais elles contiennent une grande quantité de borax et sont dangereuses pour la santé. — (Le borax n'est pas toxique à petite dose, mais il occasionne rapidement des inflammations chroniques du rein.) — Du reste, l'emploi du borax pour la conservation des substances alimentaires est interdit en France.

Je ne crois pas à la possibilité de faire entrer dans la pratique l'usage courant de substances chimiques quelconques pour préserver les morues du rouge, tant à cause du prix, toujours assez élevé, de ces substances, que par le fait de l'insouciance proverbiale de nos braves pêcheurs. Les hommes qui exercent, à bord des goëlettes, la profession de *saleur*, ont l'habitude de saler de telle manière, et il est presque impossible de songer à modifier cette habitude. L'armateur seul comprend la nécessité de combattre un fléau dont il est seul à souffrir: c'est à lui qu'incombera le soin d'empêcher que ses morues puissent devenir rouges, et, pour atteindre ce résultat, je ne vois qu'un moyen: renoncer à l'usage des sels de Cadix ou de Lisbonne, voire même, par précaution, à ceux de la Méditerranée en général.

Le marché de Bordeaux réclamera peut-être si les morues qu'on lui offre alors ne sont plus aussi fermes de chair qu'autrefois, — mais quelle influence cette réclamation peut-elle avoir en face de la volonté absolue, manifestée par les armateurs Saint-Pierrais, de ne plus s'approvisionner de sel en Espagne ou en Portugal?

Indépendamment des sels de St-Martin de Ré qui sont peut-être un peu trop terreux, les salines abondent sur toute la côte Ouest de France, depuis l'embouchure de la Loire jusqu'à Bayonne; les besoins des armateurs n'excèdent certainement pas les ressources que cette région peut leur fournir. Si la qualité du produit ne leur convient pas, le meilleur parti qu'ils puissent prendre est de recourir au sel de mine dit *sel gemme*, qui est très-blanc, très pur et dont le prix n'est pas plus élevé.

Voilà quel serait, à mon avis, le meilleur moyen d'éviter le rouge, — mais n'oublions pas que les germes de cette maladie se trouvent actuellement répandus dans tous les magasins des sécheries, que les bois de charpente et les cales des navires en sont imprégnés. Ces germes restent latents, endormis là pour ainsi dire, tant que les conditions d'humidité et de chaleur favorables à leur dissémination ne se produisent pas. Il importe donc de s'occuper de les détruire sur place avant d'accumuler dans les magasins ou les cales le sel ou les morues de nouvelle pêche.

Ce résultat peut être obtenu très facilement et à peu de frais de la manière suivante :

On lavera d'abord à grande eau et on brossera avec soin tous les planchers, les parois, les plafonds, les portes des magasins, les panneaux, les brouettes etc. Après les avoir laissé sécher, on les badigeonnera avec une solution d'hypochlorite de chaux composée de 1 kilog. d'hypochlorite de chaux pour 50 litres d'eau ; (l'hypochlorite coûte, au détail, 0 fr. 50 le kilog). On laisse sécher de nouveau et, au commencement de la campagne de pêche, on fera un dernier badigeonnage avec un lait de chaux obtenu en délayant, dans un baril, 10 kilog. de chaux vive pour 100 litres d'eau.

Si toute la surface des magasins et des cales, si tous les instruments en bois qui servent à l'arrimage ou au transport des morues ont été désinfectés de cette manière, et que, pendant la campagne de pêche, on évite de les contaminer par des communications intempestives du personnel avec des magasins ou des navires malproprement tenus, il est impossible que le rouge apparaisse spontanément. Là où l'on n'apportera pas de semence de rouge, le rouge ne poussera pas. L'armateur et le capitaine seront donc parfaitement à l'abri de ses atteintes s'ils jugent utile de se prémunir contre lui : il leur suffira de le vouloir.

Saint-Pierre. — Imprimerie du Gouvernement.